DES

PLAQUES MUQUEUSES

DU LARYNX

PAR

Émile BONJEAN

DOCTEUR EN MÉDECINE DE LA FACULTÉ DE PARIS

PARIS

ALPHONSE DERENNE

52, Boulevard Saint-Michel, 52

1882

DES

PLAQUES MUQUEUSES

DU LARYNX

PAR

Émile BONJEAN

DOCTEUR EN MÉDECINE DE LA FACULTÉ DE PARIS

PARIS

ALPHONSE DERENNE

52, Boulevard Saint-Michel, 52

1882

A MES PARENTS

A MES AMIS

A MON PRÉSIDENT DE THÈSE

M. LE Dr FOURNIER

Membre de l'Académie de Médecine
Professeur à la Faculté de Médecine de Paris
Médecin de l'hôpital Saint-Louis
Chevalier de la Légion d'Honneur

A M. LE Dr GOUGUENHEIM

Médecin de l'hôpital Lourcine

DES

PLAQUES MUQUEUSES

DU LARYNX

INTRODUCTION

En feuilletant les *Annales des maladies de l'oreille et du larynx*, nous avons été très étonné de voir que les plaques muqueuses de cet organe étaient d'une part contestées et même niées par les observateurs compétents, et de l'autre admises par les cliniciens distingués, se trouvant dans les meilleures conditions possibles pour les examiner.

En présence d'une telle divergence d'opinions, l'idée nous est venue d'examiner cette question et d'en faire le sujet de notre thèse inaugurale.

Nous allons donc, après avoir retracé à grands traits l'histoire de la question, examiner si la muqueuse du larynx jouit d'une espèce d'immunité, contre les plaques muqueuses, ou si au contraire, elle est soumise comme les autres à la loi commune. Son existence étant reconnue, nous tirerons quelques conclusions au point de vue diagnostique et thérapeutique.

Mais avant d'aller plus loin, qu'il nous soit permis d'exprimer toute notre reconnaissance à M. le Dr Gouguenheim pour la bienveillance qu'il n'a cessé de nous témoigner, et pour l'excellente direction qu'il a bien voulu donner à notre travail.

Que MM. les Drs Poyet et Martel reçoivent également tous nos remerciements pour l'empressement avec lequel ils se sont mis à notre disposition pour nous faciliter toutes les recherches que nécessite notre travail.

HISTORIQUE

L'histoire de la question qui nous occupe ne remonte pas à plus d'une vingtaine d'années. Bien que des hommes illustres comme Trousseau et Belloc aient soupçonné l'existence de plaques muqueuses dans le larynx, qui n'étaient, croyaient-ils, que l'extension des lésions de même nature du pharynx et de la cavité buccale, il n'en est pas moins vrai qu'on n'a pu les constater d'une façon certaine que depuis 1860, c'est-à-dire depuis l'invention du laryngoscope. Czermark qui, le premier, fut à même de les examiner, fut aussi le premier à les décrire. En 1861, Gerhardt et Roth dans les *Annales de Virchow*, décrivent des plaques muqueuses qu'ils ont rencontrées 8 fois sur 54 cas de laryngite syphilitique secondaire. Elles avaient l'aspect des plaques des parties génitales avec lesquelles elles coïncidaient.

Elles sont pour eux les plus fréquentes des lésions de la période secondaire.

De 1863 à 1866, elles sont encore signalées par Turck qui prétend qu'elles peuvent servir au diagnostic de la laryngite syphilitique.

Un élève de Cusco, M. Dance, décrit aussi en 1864 des éruptions papuleuses. Mais maintenant voici venir une période de réaction. Morell-Mackensie (Reynold's system of medicine, vol. III. London, 1871) ne les a rencontrées que deux fois sur cinquante-quatre cas ; c'est assez dire qu'il reconnaît leur rareté.

Dans sa thèse inaugurale sur la syphilis laryngée (Thèse de Paris, 1872), M. Ferras prétend qu'elles sont très rares et va presque jusqu'à les nier, écoutons-le : « Les plaques muqueuses qu'on dit n'être pas rares le sont, au contraire, beaucoup. A Saint-Antoine, à Saint-Louis, au Midi, à Lourcine, nous avons examiné un grand nombre de syphilitiques, près de 100, et nous n'avons pu trouver qu'un seul cas et à la face interne des éminences aryténoïdes où nous avons bien cru voir une plaque muqueuse. »

Cela tient peut-être à ce que M. Ferras n'a examiné que les malades présentant une laryngite à troubles fonctionnels.

M. le professeur Fournier (dans son remarquable ouvrage *Leçons cliniques sur la syphilis*, étudiées plus particulièrement chez la femme. Paris, 1873) ne paraît pas très partisan des plaques muqueuses du larynx quand il dit, page 444 : venons actuellement aux syphilides du larynx.

Les descriptions qu'on a données jusqu'ici de ces lésions (réserve faite pour quelques travaux récents) me paraissent avoir été surtout inspirées par des vues théoriques. On s'est efforcé de trouver dans le larynx des types morbides correspondant aux syphilides cutanées ou muqueuses d'autres régions, et, dans cette direction d'esprit, on a plus d'une fois, à mon sens, exagéré les données de la clinique. C'est ainsi qu'on a décrit une prétendue roséole du larynx qui n'est qu'un mythe, d'après moi ; c'est ainsi qu'on a parlé d'une « coloration toute spéciale, pathognomonique même », que prendrait la muqueuse laryngée sous l'influence du virus syphilitique. C'est ainsi qu'on a rapporté à la vérole des lésions qui assurément ne lui appartiennent pas (comme, par exemple, les polypes et les végétations) ou bien encore que l'on a donné comme habituelles certaines formes éruptives très rares dans le larynx, telles que la plaque muqueuse ou la papule muqueuse bien définie, bien circonscrite.

Puis page 449 :

Plus rares que les lésions étendues ou générales sont les lésions bien isolées, bien circonscrites de la muqueuse laryngée. Ce sont : 1° des taches hyperémiques de petite étendue se distinguant de la muqueuse saine par leur coloration d'un rouge vif, animé et purpurin, etc.

2° Soit de petites plaques grises, opalines ou blanchâtres (syphilitique opaline laryngée), lésion très rare, dont je n'ai guère vu que quelques cas, pour ma part;

3° Soit des érosions ou des exulcérations circonscrites, rougeâtres, plates, dépolies, comme aspect, analogues comme physionomie générale aux syphilides érosives ou exulcéreuses de la bouche ou de la gorge. C'est à cette forme de lésions qu'on pourrait donner le nom de syphilide érosive du larynx ;

4° Soit de petites élevures isolées, arrondies de contour, sessiles de base, érosives de surface, comparables à des *papules*. Cette dernière variété de lésions est excessivement rare, quoi qu'on ait pu dire. J'affirme pour l'avoir cherchée bien des fois inutilement, que la véritable papule laryngée ne se rencontre qu'à titre de manifestation tout à fait exceptionnelle. Telle est également l'opinion de mes collègues et amis MM. Isambert et Duplay.

En 1875, un revirement se produit, E. et J. Bœckel (Dictionnaire de Jaccoud 1875), admettent une connexité et une coïncidence rigoureuses entre les accidents laryngés de la période secondaire et ceux de la peau et des muqueuses.

La même année, Krishaber et Mauriac disent : de toutes les manifestations syphilitiques du larynx, la plus intéressante et la plus rare est la *plaque muqueuse*.... Elles se présentent le plus souvent sous forme de petites exfoliations ovalaires de la muqueuse de 3 à 5 millimètres, à bords unis ou dentelés et parfois épais ou bien formant une zône opaline autour d'une érosion.

Nous ne les avons rencontrées que sur les cordes vocales inférieures, jamais dans l'entrée du larynx, ce qui permettrait de supposer que si les plaques muqueuses du larynx coïncident le plus souvent avec celles du pharynx, leur évolution n'en est pas moins indépendante etc. (*Annales des maladies de l'oreille et du larynx*, page 265, année 1875). Lenox-Brown, London 1878, admet l'existence des plaques, il les fait siéger à l'épiglotte et à l'espace aryténoïdien. Si nous ouvrons le compte rendu de la section de laryngologie au Congrès médical de Pise (22, 29 septembre 1878), nous voyons que le docteur Masucci, de Naples se prononce en faveur de l'existence des plaques muqueuses ; il rend hommage aux recherches de Krishaber, Mauriac et Masseï, et insiste pour démontrer l'utilité de l'application topique d'une solution de sublimé, avec le pulvérisateur et les insufflations de calomel.

M. Labus de Milan croit que les plaques muqueuses ne sont pas aussi rares, qu'on le pense généralement et que si souvent elles échappent à la vue, c'est parce que d'habitude on fait l'examen laryngoscopique avec la lumière artificielle, qui les rend bien moins apparentes que la lumière naturelle, ce dont on peut à chaque instant se convaincre en faisant la comparaison des deux lumières pour les plaques du pharynx.

M. Margary appuie les observations de M. Labus.

Dans ses leçons cliniques sur la syphilis du larynx, le Dr Mac Neill Whistler, médecin de l'hôpital des affections de la gorge et des poumons, décrit, Chap. C., des plaques muqueuses d'aspects divers. Elles peuvent siéger sur tous les points du larynx ; surtout sur l'épiglotte et les aryténoïdes ; dans le premier cas, elles revêtent l'aspect légèrement mamelonné à contour ovale, et au sommet d'un gris d'ardoise, en forme de pointe de la dimension d'une tête d'épingle. Sur les replis glosso-épiglottiques elles présentent une disposition ulcéreuse comme sur le frein de la langue.

Sur les aryténoïdes, elles revêtent deux aspects différents : plaques opalescentes et plates sur la face postérieure du cartilage ; papules bien circonscrites, d'un gris rouge quand elles apparaissent sur la face antérieure. Sur les cordes vocales, ce sont des stries grisâtres, se détachant sur la rougeur générale de la corde, ou bien ce sont des érosions arrondies.

M. le Dr Libermann de Paris, les a rencontrées 19 fois sur 100 cas de laryngites syphilitiques ; leur siège le plus fréquent est sur les cordes vocales inférieures. M. le Dr

Bouchereau, dans sa thèse inaugurale, Paris. 1880, donne le résultat des recherches faites par M. le Dr Gougenheim ; chez 135 syphilitiques examinés dans les 6 premiers mois de 1879, on trouva 31 fois des plaques muqueuses.

M. le Dr Gougenheim continua les recherches six mois après, et dans une récente monographie sur la laryngite syphilitique secondaire, il nous apprend que sur le même nombre de malades, il ne rencontra plus que 18 à 20 fois des plaques muqueuses.

La communication qu'il fit à ce sujet au Congrès international de laryngologie de Milan en 1880, fut approuvée à l'unanimité. Un habile laryngoscopiste de Vienne M. Schnitzler, dont l'autorité ne peut être méconnue, suivit sur une aquarelle faite en Autriche, la description de la plaque muqueuse, telle que M. Gougenheim la comprend ; il se trouva que dans les deux cas, les caractères étaient les mêmes.

MM. Cornil et Ranvier dans leur manuel d'histologie pathologique, page 662, disent aussi :

La syphilis se traduit dans le larynx par des catarrhes, des *plaques muqueuses*, des ulcérations superficielles ou profondes et par tous les accidents qui peuvent résulter de ces derniers : périchondrite, œdème, etc.

Les plaques muqueuses résultent d'une irritation limitée de la muqueuse caractérisée par une légère élevure et un épaississement avec prolifération et imbibition de l'épithéliome. Toutes les lésions syphilitiques profondes de la muqueuse donnent lieu à une prolifération et à un bourgeonnement du tissu conjonctif, généralement plus considérable que dans les maladies du larynx dues à une autre cause.

EXAMEN DE LA QUESTION

Comme nous pouvons le voir d'après ce qui précède, la plaque muqueuse est admise par des spécialistes qui se sont astreints à des recherches, très-souvent répétées, et dont la compétence en pareille matière est indéniable. Comment se fait-il donc, que d'autres observateurs exercés aient méconnu une lésion qu'on rencontre rarement, il est vrai, mais enfin qu'on rencontre dans le laryngite syphilitique secondaire, et qui n'a pas plus de raisons de se montrer sur les autres muqueuses que sur celles du larynx ?

A quoi attribuer cette divergence d'opinions ? Nous croyons que cela tient à ce que l'on a attaché trop d'importance à une question d'apparence extérieure. On n'a voulu admettre la plaque muqueuse, qu'à la condition qu'elle réunisse tous les caractères qu'on rencontre dans les autres lésions du même genre observées communément dans d'autres régions. Nous trouvons que c'est être un peu trop exigeant, car à moins, d'assister au début de la papule, ce qui n'est pas facile, à cause de la rapidité avec laquelle la muqueuse rougit et se tuméfie, on a beaucoup de peine, vu l'exiguité de l'organe, à constater la plaque muqueuse typique avec ses bords circonscrits, la dépression centrale, son aspect opalin, etc.

En effet, dès que le larynx est envahi, les papules qui se sont produites au voisinage les unes des autres, viennent à se joindre dans leur accroissement consécutif. Alors évidemment il ne faut plus chercher dans la nouvelle lésion, les caractères de la plaque muqueuse typique ; on se trouve dans ce cas en présence d'une lésion représentant un plateau papuleux surélevé de deux ou trois millimètres au-dessus des parties voisines dont le contour est constitué par une série de segments de circonférence, vestiges des papules englobées dans la lésion commune ; c'est ce que M. le professeur Fournier appelle nappe muqueuse.

En second lieu, nous croyons que les adversaires de la cause à laquelle nous nous rallions, en sont arrivés à conclure à l'excessive rareté de la plaque muqueuse typique, même à sa négation, parce qu'ils se sont bornés à examiner des syphilitiques atteints de laryngite à troubles fonctionnels.

Or, aujourd'hui tout le monde sait que la proportion des troubles vocaux est loin de rendre compte de la proportion des lésions laryngées.

Pour nous, nos recherches nous ont amené à conclure, avec M. Gougenheim : 1° que la plaque muqueuse typique existe dans le larynx, c'est-à-dire qu'on rencontre dans les différentes parties de cet organe des syphilides papulo-érosives comme on en rencontre sur les amygdales.

2° Qu'elle est assez rare.

Quant aux autres lésions, que cet observateur a décrites au congrès de Milan et dans sa monographie sous le nom de plaques muqueuses érosives, lésions en tout semblables à celles qu'on rencontre fréquemment sur le dos de la langue, je suis autorisé, à dire, à la suite d'une entrevue qu'il eut la bienveillance de m'accorder dernièrement, que cette dénomination était mal choisie et qu'il valait mieux leur donner comme M. Fournier, le nom de syphilides érosives, c'est à la suite de recherches récentes qu'il a reconnu que ce dernier nom leur convenait mieux et que celui de plaque muqueuse était un peu ambitieux.

Il décrit aussi une variété de plaques muqueuses de l'épiglotte, dont l'aspect est fort trompeur surtout quand les malades ne portent aucune trace de syphilis primitive ou secondaire. Cette lésion, dont il a observé trois cas, consiste en une ulcération très excavée, à bords presque taillés à pic et entourés d'un bourrelet rouge assez élevé. Ici le traitement lui a servi de pierre de touche.

Nous sommes obligé d'avouer que nous n'avons pas eu l'occasion d'examiner cette lésion, à laquelle il donne le nom de plaque muqueuse très excavée et d'un diagnostic très difficile.

Dans les quelques observations que nous allons soumettre à nos juges, dans le chapitre suivant, nous montrons des plaques muqueuses typiques. Comme elles nous représentent toutes ces lésions avec leurs caractères fondamentaux et qu'elles sont en petit nombre, nous sommes en droit de dire qu'elles démontrent la véracité de nos conclusions. Les unes sont personnelles, les autres sont dues à l'obligeance du docteur Martel, ancien chef de clinique d'Isambert, qui pourtant était porté à ne voir dans les plaques muqueuses que des ulcérations tuberculeuses.

Observation I (inédite)

Alexandre X..., 29 ans, se présente le 28 novembre 1881 à la consultation, pour un enrouement qui date de quelques jours, il a eu un chancre il y a deux ans ; la roséole est survenue après, puis il a eu à plusieurs reprises des plaques muqueuses buccales ; dernièrement, il eut un peu de psoriasis palmaire, ses parents sont rhumatisants et il a eu dans sa jeunesse des symptômes de constitution lymphatique. A l'examen de la bouche, on constate quelques plaques muqueuses buccales.

La voix est rauque.

L'épiglotte est rouge carminée sans ulcération.

Sur l'aryténoïde gauche tuméfiée est une plaque muqueuse grisâtre, entourée d'une mince aréole rouge carminé ; la corde vocale inférieure gauche participe à l'inflammation et présente de la rougeur, ce qui nous explique la raucité de la voix ; la commissure présente un aspect velvétique.

Le malade qui a suivi un traitement mercuriel régulier est mis aux toniques et la plaque muqueuse cautérisée avec une solution d'acide chromique au quart. Quatre jours après on ne voyait plus que la trace de la cautérisation qui s'était prolongée du côté de l'œsophage.

La raucité de la voix subsista néanmoins encore longtemps, ainsi que la tuméfaction de l'aryténoïde ; les végétations intéraryténoïdiennes prirent même du développement ; cet état ne disparut complètement que vers le 14 mars 1882.

Observation II (inédite).

K..., horloger, âgé de 34 ans, est venu se faire examiner le 8 avril 1881.

Il y a dix-huit mois, il a eu une ulcération au méat uréthral qui présentait au premier abord toutes les apparences d'un chancre induré, diagnostic qui a été confirmé quelques jours après.

Le malade présente des plaques muqueuses buccales et se plaint d'un enrouement qui dure depuis six semaines.

Nous le soumettons à l'examen laryngoscopique et nous constatons une rougeur très vive et une tuméfaction légère des deux cordes vocales inférieures.

Pourtant ni traces d'ulcérations, ni plaques sur ces cordes, ne peuvent être constatées malgré un examen attentif ; seulement l'épiglotte présente à sa face postérieure deux ulcérations assez rapprochées, la supérieure un peu plus étendue que l'inférieure, entourées toutes deux d'une zône rouge carminé et ayant une teinte grisâtre, en un mot ayant tous les caractères des lésions de même nature que nous avons constatées dans la bouche.

Nous les cautérisons au nitrate d'argent et six jours après elles ont disparu.

Observation III.

(Empruntée à la thèse de M. Auguste Bouchereau).

Laryngite généralisée. — Plaque muqueuse typique des cordes vocales inférieures.

Marie R..., 29 ans, entre le 7 août à l'hôpital de Lourcine ; l'accident primitif a passé inaperçu.

8 août. — Depuis deux mois, plaques muqueuses de la vulve et des amygdales troubles vocaux depuis un mois.

A l'examen du larynx on trouve l'épiglotte très rouge ainsi que le reste de l'organe, les cordes inférieures très rouges présentent au milieu de leur trajet, une masse d'un blanc jaunâtre, dépassant légèrement le bord des cordes et présentant des inégalités.

Le 18. — Aphonie complète ; plaques muqueuses grisâtres au milieu des deux cordes inférieures couvrant plus du tiers de leur surface.

Le 13. — Corde vocale droite extrêmement rouge et gonflée, l'aspect grisâtre tend à disparaître. La corde gauche, toujours un peu rouge, comme son volume normal. Cautérisation au nitrate d'argent.

Le 17. — Les papules des cordes ont à peu près disparu.

Le 19. — Rougeurs généralisées du larynx et des cordes vocales, qui ne sont plus ulcérées, la voix est encore enrouée, mais non aphone.

3 septembre. — La malade sort de l'hôpital.

Observation IV

(Empruntée à la thèse de M. Auguste Bouchereau), Papules du bord libre des cordes empêchant leur affrontement.

Marie V... 16 ans, entre le 24 juillet à Lourcine. D'après ses renseignements elle aurait eu la syphilis il y a un an.

26 juillet. — La voix est un peu enrouée depuis un mois environ; plaques muqueuses hypertrophiques de la vulve.

Le 29. — A l'examen on aperçoit au milieu des deux cordes vocales, deux points blancs saillants. Ces élevures placées sur le bord libre sont symétriques. Elles sont coniques et un peu rouges ; les cordes vocales sont saines dans le reste de leur étendue.

Le 30. — Les papules sont dans le même état, les cordes sont gonflées légèrement et rouges. Cautérisation au nitrate d'argent.

Le 4 août. — Même observation.

Cautérisation nouvelle.

Le 11. — Rougeur très sombre des cordes vocales avec des stries blanchâtres sur le bord libre. Cautérisation au nitrate d'argent.

Le 20. — Les papules des cordes s'affaissent ; la rougeur des cordes est moins vive.

Le 28. — La malade sort.

Observation V

Empruntée aux *Annoles des maladies de l'oreille et du larynx*, 1875, Tome I.

Louis... 24 ans, journalier entre le 18 décembre 1872. Salle 7, ln° 3 à l'hôpital du Midi, sorti le 18 janvier 1873. Se porte habituellement bien et n'a eu aucune maladie commune générale ou locale.

En 1868 il contracta un chancre simple qui ne fut pas suivi d'accidents constitutionnels.

Vers le 18 septembre 1872, apparition d'un chancre infectant dont l'incubation est incertaine. Guérison au bout d'un mois.

Deux mois après douleur en avalant produite par une angine violente de quinze jours de durée environ. A cette époque, c'est-à-dire, deux mois après l'apparition du chancre et dans les cinq ou six premiers jours de novembre 1872, enrouement survenu sans cause occasionnelle et non accompagné de toux ni de douleurs laryngiennes.

Cet enrouement variait beaucoup d'intensité quelquefois du matin au soir; parfois même la voix s'éteignait complètement. Le malade n'a commencé un traitement interne que dans les premiers jours de décembre (liqueur de Van Swieten). Parmi les accidents consécutifs, il faut signaler aussi une roséole érythémateuse, des croûtes dans les cheveux, des plaques anales, des adénopathies inguinales et cervicales (Lors de son entrée à l'hôpital, la voix étant presque éteinte, il a été traité deux fois avec la solution iodée), la voix s'est améliorée peu à peu et quand il est sorti, elle était encore nasonnée mais non plus déchirée et stridente.

Voici le résultat de l'examen laryngoscopique, fait le 22 décembre 1872 (Troisième mois du chancre, quinzième jour de laryngopathie). Sur la corde vocale inférieure gauche, au point de réunion des deux tiers tanérieurs avec les tiers postérieur, il existe une plaque muqueuse très nette et très caractéristique d'environ 5 millimètres de diamètre, déprimée à son centre, de forme ovalaire, située sur le bord libre et suivant la direction antéro-postérieur.

Au point correspondant, sur la corde vocale droite, l'épithélium est épaissi, opalin, et un travail semblable commence à s'y faire. La santé du malade avait toujours été très bonne et peu influencée par la syphilis. Du reste les manifestations avaient été bénignes, les plus sérieuses consistaient en plaques syphilitiques symétriques survenues sur la partie antérieure de chaque jambe qui s'ulcérèrent, suppurèrent un peu et guérirent en trois semaines de la fin de décembre au milieu de janvier.

Quant à la laryngopathie, elle a toujours été indolente, sans fièvre, sans douleur locale, sans dyspnée, sans catarrhe laryngo-trachéal. De temps en temps il survenait des picotements et une sensation désagréable de sécheresse dans la gorge.

Le 19 janvier (4ème mois du chancre, 45ème jour de la laryngopathie) on constate à l'aide du laryngoscope :

1° Sur la corde vocale gauche, la même plaque muqueuse déjà décrite.

2° Sur la corde vocale droite, et vers son milieu, deux plaques muqueuses semblables à la précédente mais plus petites. Ces trois plaques étaient déprimées à leur centre mais non ulcérées, entourées d'une zone grise d'épithélium épaissi ; l'enrouement était un peu moindre que dans les premiers jours de janvier.

Guérison de tous les autres accidents, et à partir de cette époque, sa santé a toujours été très bonne,

Observation VI

Empruntée aux *Annales des maladies de l'oreille et du larynx.*

Jean... 22 ans, entre le 8 février 1873, dans le service de M. Mauriac, salle 6, n° 7. Se portait bien et n'avait jamais eu de laryngites, lorsqu'en mars 1872, il contracta un chancre infectant situé sur la muqueuse préputiale qui fut guéri au bout de deux mois.

Ce chancre accompagné d'une adénite bi-inguinale, fut suivi d'accidents légers, parmi lesquels le malade signale une roséole érythémateuse.

Traitement interne spécifique depuis le début de la maladie.

Au commencement de janvier 1873 (dixième mois de la syphilis) le malade s'aperçut que sa voix s'altérait petit à petit, devenait comme étouffée et perdait de son étendue.

Cette laryngopathie indolente était survenue sans fièvre, sans toux, sans suffocation et sans être provoquée par aucune des causes occasionnelles de la laryngite.

Le 14 février (onzième mois de la syphilis, premier de la laryngopathie) après avoir augmenté progressivement, elle présentait l'état suivant : pas de douleurs spontanées ou provoquées, l'action de parler est pénible et nécessite quelques efforts, les sons élevés sont impossibles à émettre, les sons moyens tout voilés et enroués.

Plaques muqueuses sur les amygdales (deux cuillerées de sirop bi-iodure ioduré), d'autres plaques muqueuses situées sur la face antérieure du voile du palais, près du bord libre et de la base de la luette, sont remarquables par leurs saillies au-dessus des parties voisines et par leur aspect corné ; elles ont la largeur d'une pièce de deux centimes il y en a d'autres moins saillantes sur les amygdales.

Examen laryngoscopique le 23 février (cinquième semaine de la laryngopathie). Les deux cordes vocales inférieures sont parsemées dans le sens antéro-postérieur de vaisseaux dilatés très rouges.

Cette injection vasculaire est surtout très prononcée le long des bords adhérents. Au niveau de la tache antérieure de la corde gauche, sur son bord libre, on voit distinctement, une plaque muqueuse un peu saillante, blanchâtre et en tout semblable aux plaques muqueuses qui recouvrent les amygdales. Sur la même corde vocale à la partie moyenne, un peu plus en arrière, on voit deux petits îlots d'un blanc mat dont l'un semble superficiellement érodé.

Sur la corde droite, il y a également de petites plaques blanchâtres comme celles du côté opposé, on les croirait recouvertes de membranes de nouvelle formation.

Le malade a été perdu de vue.

Nous avons pu encore observer chez une infirmière de Lourcine, ancienne malade du service de M. Gouguenheim, une papule typique de la corde vocale inférieure gauche. Cette femme ayant quitté l'établissement, nous n'avons pu reconstituer l'observation qui a été égarée.

SIÉGE DE LA LÉSION

Krishaber prétend que le siége le plus fréquent de la plaque muqueuse du larynx se trouve sur les cordes vocales inférieures. Pourquoi? Parce que les symptômes produits par les plaques siégeant à cet endroit obligent les malades à se faire examiner. Il est probable, à notre avis, que c'est l'épiglotte qui est le plus souvent intéressée, puis les cordes vocales inférieures. C'est du reste ce que nous démontre la statistique faite par M. le Dr Gouguenheim dans sa récente monographie sur la laryngite syphilitique secondaire.

Ainsi, tandis que les cordes vocales inférieures étaient intéressées dans six cas, l'épiglotte l'était dans 23.

ÉTIOLOGIE

On ignore, au point de vue étiologique, quelle peut être l'influence de l'âge et du sexe. Nous ne pouvons en dire autant des habitudes. Ainsi certainement l'usage du tabac, l'exercice de la voix exercent une influence incontestable sur le développement des plaques. C'est ainsi que chez les chanteurs, et les autres personnes que leur profession oblige à parler fréquemment nous voyons les plaques muqueuses du larynx naître plus facilement.

On ne peut non plus nier l'influence des diathèses. En effet, en prédisposant à des congestions habituelles de cordes vocales, elles font que la plaque muqueuse trouve un tissu tout préparé pour son éclosion (herpétisme, arthrisisme, rhumatisme).

SYMPTOMES

Les symptômes à l'aide desquels nous pouvons arriver facilement à diagnostiquer la plaque muqueuse sont assez nombreux. Nous citerons en première ligne et comme l'auxilliaire le plus puissant, l'examen laryngoscopique. C'est par lui, et par lui seul, qu'il nous est permis de voir une lésion dont nous n'avions pu que soupçonner l'existence, et que nous pouvons voir la plaque muqueuse avec ses caractères fondamentaux.

En second lieu, nous rencontrons des troubles fonctionnels qui peuvent intéresser soit la phonation, soit la respiration, soit la déglutition.

Pour la phonation, nous dirons que dans un grand nombre de cas elle n'est pas troublée ou ne l'est que d'une manière insignifiante. C'est peut-être à cause de la rareté des altérations de la voix dans le cours de la syphilis secondaire qu'on avait nié les plaques muqueuses du larynx, car un malade non enroué n'était souvent pas soumis à l'examen laryngoscopique.

La voix n'est ordinairement intéressée que lorsque les cordes vocales sont malades ou ne peuvent se mouvoir, et il résulte de nos observations qu'elles ne sont pas toujours lésées. Dans ce cas, on peut observer depuis le simple enrouement jusqu'à l'aphonie complète si la plaque siège sur la partie interne et interligamenteuse de la corde vocale inférieure.

La respiration est peu gênée, et quand elle l'est on peut donner comme cause l'œdème qui peut quelquefois résulter de l'abondance des plaques, ce qui est assez rare.

Quant à la déglutition, elle est un peu douloureuse quand la plaque siège sur les bords de l'épiglotte, et encore dans ce cas il est probable que la dysphagie est sous la dépendance des lésions pharyngiennes. Un autre caractère que nous signalerons en passant, c'est l'absence de douleur à la pression et au toucher.

DIAGNOSTIC

Le diagnostic présente deux indications :

1° Reconnaître l'existence de la plaque muqueuse.

2° La différencier des ulcérations.

α : tuberculeuses.

β : catarrhales.

γ : cancéreuses.

δ : syphilitiques tertiaires.

ε : scrofuleuses.

et des syphilides érosives :

1° Comme nous l'avons vu tout à l'heure, le diagnostic de la plaque muqueuse du larynx ne peut se faire complètement qu'à l'aide du laryngoscope. L'examen du malade avec cet instrument peut seul nous faire découvrir la lésion et nous permettre d'en examiner tous les caractères.

Du reste, le silence gardé par la plupart des auteurs qui se sont occupés de syphilis avant l'emploi du laryngoscope, au sujet des plaques muqueuses du larynx, est assez éloquent. Quant aux autres qui ont voulu conclure à la présence des plaques muqueuses parce qu'ils en rencontraient sur les muqueuses de la gorge ou de l'arrière-gorge, neuf fois sur dix ils sont tombés dans l'erreur.

Malgré la secours de ce puissant auxilliaire, on les a néanmions confondues avec des ulcérations tuberculeuses. Il est arrivé d'un autre côté à des observateurs de mérite, à des gens de talent qui sont placés dans d'excellentes conditions pour observer cette lésion, de ne pas la distingner des ulcérations catarrhales, cancéreuses ou scrofuleuses, ou plutôt de prendre très-souvent ces dernières pour des lésions syphilitiques.

Nous allons essayer de différencier chacune d'elles en nous basant sur les symptômes qui leur sont propres.

2° . — D'abord, pour ce qui concerne les ulcérations ou les érosions tuberculeuses, nous prétendons qu'il n'est pas bien difficile de les distinguer.

L'ulcération tuberculeuse est toujours profonde et son aspect est d'un gris beaucoup plus foncé que celui de la plaque muqueuse. Le liseré inflammatoire carminé est toujours très-nettement marqué autour de la plaque muqueuse, dont la surface, d'un gris blanchâtre, semble presque de niveau avec les parties voisines. Il est souvent difficile de dire, quand la plaque siège sur un aryténoïde ou sur une corde vocale et s'offre de champ à l'œil de l'observateur, il est diffcile de dire si l'ulcération est surélevée légèrement au-dessus de la muqueuse. Ce point ne peut être sûrement apprécié que si l'on peut voir la lésion de biais.

M. le docteur Moure, dans sa thèse inaugurale de la syphilis et de la phtisie laryngée au point de vue du diagnostic (Thèse de Paris 1881) dit que dans les ulcérations de la phtisie laryngée on peut constater du gonflement de la muqueuse aryténoïdienne et souvent des altérations coexistantes des cordes vocales. Cela peut s'observer tout aussi bien dans les lésions syphilitiques, comme le démontrent nos observations.

Pour le diagnostic, on ne peut pas compter non plus sur la présence ou sur l'absence d'adénopathie cervicale ou sous-maxillaire ; les ganglions ne sont pas nécessairement pris dans les cas de syphilis laryngée. En tous cas, je ne les ai jamais vus pris.

β. — Les ulcérations catarrhales qu'il m'a été permis d'observer, et je n'en ai vu que deux ou trois cas que je n'ai pu rattacher à aucune diathèse, sont de véritables coups d'emporte pièces donnés sur le bord des cordes vocales inférieures. Il manque un morceau plus ou moins grand et autour de cette perte de substance il existe une rougeur inflammatoire dont la couleur n'est pas carminée mais tire plutôt sur le rouge jaunâtre. Ces ulcérations se guérissent aussi très-rapidement.

γ. — D'avec les ulcérations cancéreuses, le diagnostic est moins difficile. Quelquefois de petits bourgeons charnus peuvent apparaître sur la muqueuse et par leur suppuration grisâtre simuler des plaques muqueuses ou des ulcérations tuberculeuses. Mais alors on les voit faire saillie progressivement. On peut souvent, à la vue ou au toucher, constater la tumeur. Après un examen fait avec l'attention voulue, le doute n'est plus permis. D'ailleurs, on n'aura à différencier ces lésions que chez les gens d'un certain âge. De plus, dans certains cas, comme dans les autres, nous trouvons de puissants auxiliaires dans les commémoratifs.

δ. — En lisant les observations de laryngite tertiaire, on verra facilement l'immense différence qui existe entre ces lésions et celles que nous décrivons. La laryngite tertiaire se développe tardivement ; elles produit rapidement des lésions considérables et des troubles fonctionnels d'une grande intensité. Elle fait subir à l'organe qui en est le siège des déformations et des mutilations que nous ne constatons pas dans la laryngite syphilitique secondaire.

ε. — Pour les ulcérations scrofuleuses qu'on rencontre fréquemment sur l'épiglotte, le doute est peu possible. Ici, nous avons encore affaire à des ulcérations déchiquetées, à des pertes de substance, souvent profondes.

Du reste, l'état général du malade et ses antécédents, nous mettront sur la voie pour établir notre diagnostic.

Les syphilides érosives, qui ont été confondues à tort avec les plaques muqueuses, ne possèdent pourtant pas les mêmes caractères et ne présentent pas le même aspect. Elles sont semblables à celles qu'on rencontre sur le dos de la langue et consistent simplement en desquamations épithéliales d'étendue minime. On se trouve en présence d'une muqueuse dépouillée de son épithélium, légèrement granuleuse et entrecoupée de petites fissures.

Ces érosions sont rosées ou rougeâtres, plates, dépolies comme aspect.

Nous n'avons donc pas ici d'ulcérations proprement dites et pas de fond hyperplasié comme pour les plaques muqueuses vraies.

MARCHE. — DURÉE ET TERMINAISON

En tant que lésion, la plaque muqueuse a une évolution semblable à la plaque muqueuse de la bouche ou du pharynx. Sa durée est subordonnée au traitement, quoi qu'en dise Schnitzler (Congrès de Milan).

Si quelquefois cette lésion a résisté au traitement, c'était dû probablement à un manque de soin, ou au défaut d'hygiène. En effet, nous avons vu un certain nombre de malades qui s'adonnaient à l'alcoolisme et chez lesquels la plaque muqueuse était rebelle à disparaître. On prétend encore que la marche des lésions peut être influencée d'une façon favorable par certaines inflammations intenses du pharynx ; telles sont l'érisypèle et l'angine.

PRONOSTIC

Tout le monde est d'accord à le considérer comme bénin. Pour peu que le traitement soit bien observé la guérison est assez rapide. Les ulcérations syphilitiques tertiaires sont les seules qui puissent occasionner des accidents graves (œdème de la glotte etc.).

TRAITEMENT

Le traitement est à la fois général et local.

1° Le traitement général ou interne ne diffère nullement de celui qui est administré à tout syphilitique à la période secondaire. Le mercure en fait la base.

Nous emprunterons à M. le professeur Fournier sa méthode des traitements successifs, surtout utile quand le larynx est pris, car on évite ainsi les rétrécissements, gommes, œdèmes etc.

Inutile de dire que, quelle que soit la préparation merurielle employée, il faudra en cesser l'emploi quand la stomatite mercurielle paraîtra.

2° Le traitement local nous paraît indispensable. On pourra cautériser les plaques avec une solution d'acide chromique au (1/4). Nous avons vu employer plusieurs fois avec succès ce mode de traitement, c'est pour cette raison que nous en parlons.

Sous son influence, non-seulement la plaque guérit rapidement, mais encore l'œdème qui peut en être la conséquence disparaît bien vite. M. le Dr Gouguenheim emploie la cautérisation au nitrate d'argent, mais il donne la préférence à la solution concentrée au dixième (1/10). Au moyen d'une petite éponge de quelques millimètres de diamètre, solidement fixée au bout d'un porte-éponge, il porte la solution sur la lésion. Il a renoncé au crayon comme caustique parce qu'il y a danger à le voir tomber.

En terminant, je recommanderai à un syphilitique sujet aux enrouements de ne pas fumer, de ne pas trop s'alcooliser et de ne pas trop parler.

CONCLUSIONS

1° Les plaques muqeuses existent dans le larynx.

2° Elles y sont très rares.

3° Elles se présentent sous forme de plaques typiques, circulaires, analogues d'aspect à celles qu'on rencontre sur les autres muqueuses.

4° L'épiglotte en est le siège le plus commun, et c'est surtout au bord libre qu'elles se trouvent.

5° Le diagnostic est facile à faire à l'aide du laryngoscope, surtout quand il évite d'autres accidents secondaires syphilitiques.

6° La marche de l'affection est variable suivant l'étendue et la profondeur des tissus envahis.

7° La durée est de un à cinq mois.

8° Le traitement doit être non-seulement général, mais local, et dans ce dernier cas, les pansements doivent être faits avec une solution de nitrate d'argent de 1/10 à 1/20, ou de préférence avec une solution d'acide chromique, 1/4.

INDEX BIBLIOGRAPHIQUE

Czermark. — Der Kehlkopf Spiegel and seine Verwerthung fur Medizin. Leipzig, 1860.

Gerhardt et **Roth.** — Virchow's Archiv, 1861.

Türck. — Wiener medizinische Zeitung, n° 23, 1863.

Ferrai. — De la syphilis laryngée. Thèse de Paris, 1872.

A. Fournier. — Leçons sur la syphilis. Paris, 1873.

Eug. et **J. Bœckel.** — Nouveau Dictionnaire de médecine et de chirurgie, 1875.

Kriskaber et **Mauriac.** — Annales des maladies de l'oreille et du larynx.

Isambert. — Annales des maladies de l'oreille et du larynx, 1875.

Lenox-Brown. — London, 1878.

Martel. — De la syphilis laryngée. Thèse de Paris, 1878.

Mac-Neill-Whistler. — Lectures on syphilis of the larynx. London, 1879.

Morrel-Mackenzie. — Reynold's systeme of medicine. London, 1871.

Moure. — Thèse de Paris, 1879.

Compte-rendu de la section de laryngologie au Congrès de Pise. Mai 1879.

Bouchereau. — Étude sur la laryngite syphilitique secondaire. Thèse de Paris, 1880.

Communicaiion du Dr Gouguenheim au Congrès de laryngologie de Milan, 1880.

Imprimerie A. DERENNE, Mayenne. — Paris, boulevard St-Michel, 52.

Imprimerie A. DERENNE, Mayenne. — Paris, boulevard Saint-Michel, 52.

www.ingramcontent.com/pod-product-compliance
Lightning Source LLC
LaVergne TN
LVHW021528140926
848035LV00047B/1244